Ayuno intermitente para principiantes

Pérdida de peso rápida para hombres y mujeres de una manera saludable

Por Juan Tellez

Copyright © Northern Press

Todos los derechos reservados. Ninguna parte de esta publicación puede reproducirse, almacenarse

en un sistema de recuperación o transmitirse, de ninguna forma o de ningún modo, por medios

electrónicos, mecánicos, fotocopias, grabaciones u otros, sin permiso

previo por escrito.

TABLA DE CONTENIDOS

Introducción 4

Capítulo 1 - ¿Qué es el ayuno intermitente?.......................... 6

Capítulo 2 - Los beneficios del ayuno intermitente 12

Capítulo 3 - ¿Por qué el ayuno intermitente ayuda a promover la pérdida de peso? 17

Capítulo 4 - ¿Es seguro el ayuno intermitente?.................... 21

Capítulo 5 - Un protocolo para el ayuno intermitente de 16:8 30

Capítulo 6 - Un protocolo para el ayuno intermitente de 24 horas   36

Capítulo 8 - Cómo maximizar los resultados del ayuno intermitente   46

Capítulo 9 - Cómo comenzar con el ayuno intermitente 51

Capítulo 10 - Abordando preguntas comunes...................... 56

Introducción

¿Por qué es tan popular el ayuno intermitente?

La obesidad se está convirtiendo en un problema creciente. Por lo tanto, no es de extrañar que tanta gente esté buscando una mejor manera de perder peso. Las dietas tradicionales que restringen las calorías a menudo no funcionan para muchas personas. Es difícil seguir este tipo de dieta a largo plazo. Esto a menudo conduce a una dieta yo-yo, un ciclo interminable de pérdida y ganancia de peso. Esto no solo a menudo resulta en problemas de salud mental, sino que también puede conducir a un aumento de peso aún mayor en general.

No sorprende, entonces, que muchas personas hayan estado buscando una dieta que pueda mantenerse a largo plazo. El ayuno intermitente es una de esas dietas. Siendo más un cambio de estilo de vida que un plan de alimentación, el ayuno intermitente es diferente a las dietas regulares. A muchos seguidores del ayuno intermitente les resulta fácil de seguir durante períodos prolongados. Aún mejor, les ayuda a perder peso de manera efectiva.

Sin embargo, este tipo de plan de alimentación también ofrece beneficios más allá de la pérdida de peso. Muchas personas creen que también puede ofrecer otros beneficios para la salud y el bienestar. Incluso se dice que algunos de esos beneficios tienen una gran extensión; ciertas personas dicen que los hace más productivos y centrados. Como resultado, pueden tener más éxito en el lugar de trabajo. Ha habido historias recientes en los medios de comunicación de los CEO que afirman que su éxito se debe al ayuno intermitente.

Sin embargo, los beneficios no terminan ahí. Existe alguna evidencia que muestra que el ayuno intermitente (o AI) también ayuda al bienestar de otras maneras. Se ha dicho que mejora los niveles de azúcar en la sangre y la inmunidad. También puede aumentar la función cerebral, disminuir la inflamación y reparar las células del cuerpo.

Con todo esto en mente, es fácil ver por qué esta forma de comer se está volviendo más popular. Aquí, veremos más de cerca por qué el ayuno intermitente funciona para promover la pérdida de peso. Examinaremos los beneficios de este cambio de estilo de vida y te mostraremos cómo comenzar con este protocolo de dieta.

Capítulo 1 - ¿Qué es el ayuno intermitente?

El ayuno intermitente se está convirtiendo rápidamente en una opción popular entre quienes intentan perder peso. Sin embargo, también es popular entre muchas otras personas que desean obtener sus beneficios para su salud y bienestar. Entonces, ¿de qué se trata el ayuno intermitente?

¿En qué se diferencia el ayuno intermitente de otras dietas?

Esencialmente, el ayuno intermitente (o AI para abreviar) es un patrón de alimentación en lugar de una dieta regular.

Las dietas estándar se centran en lo que estás comiendo. Las personas que hacen dieta están restringidas a un cierto número de calorías o tipos específicos de alimentos. Esto lleva a las personas que hacen dieta a pensar constantemente en lo pueden o no pueden comer. Los alimentos grasos y azucarados están absolutamente prohibidos. Hay un fuerte enfoque en verduras, frutas y comidas bajas en grasas y azúcares. Los que siguen estas formas de comer a menudo terminan fantaseando con golosinas y bocadillos. Si bien pueden perder peso, también pueden tener dificultades para cumplir su plan de alimentación a largo plazo.

El ayuno intermitente es diferente. Es un estilo de vida más que una dieta. Implica patrones de alimentación durante los cuales se alterna entre ventanas de ayuno y alimentación. A diferencia de otras dietas, no se centra en lo que se está comiendo. En cambio, se enfoca en cuándo debes comer. Algunas personas que hacen esta dieta disfrutan de la libertad que la misma les da. Pueden comer los alimentos que disfrutan sin culpa. Muchas personas también encuentran que se adapta mejor a sus estilos de vida. Sin embargo, cuando se trata del AI, existen algunas dificultades potenciales para perder peso.

Los orígenes del ayuno intermitente

El ayuno intermitente como opción de estilo de vida es relativamente nuevo. Sin embargo, el concepto de ayuno ciertamente no lo es. Hay versículos en la Biblia y el Corán sobre el ayuno con fines religiosos. Muchas personas devotas todavía ayunan hoy por razones religiosas. El mes de Ramadán sigue siendo una época en que los musulmanes se abstienen de comer de sol a sol.

Por lo tanto, es fácil ver dónde se origina la idea del ayuno intermitente.

Incluso se practicaba el ayuno durante la época de las antiguas civilizaciones griegas. En muchas culturas primitivas, el ayuno era parte de muchos rituales. También ha constituido la base de diversas protestas políticas, por ejemplo las sufragistas a principios del siglo XX.

El ayuno terapéutico se convirtió en una tendencia durante el siglo XIX como una forma de prevenir o tratar la mala salud. Realizado bajo la supervisión de un médico, este tipo de ayuno se adoptó para tratar muchas afecciones, desde hipertensión hasta dolores de cabeza. Cada ayuno se adaptó a las necesidades del individuo. Puede ser solo un día o hasta tres meses.

Aunque el ayuno cayó en desgracia a medida que se desarrollaron nuevos medicamentos, recientemente ha resurgido. En 2019, "ayuno intermitente" fue uno de los términos más buscados. Entonces, ¿qué debes saber al respecto?

Los tipos más populares de ayuno intermitente

Hay muchos tipos diferentes de ayuno intermitente. Cada uno tiene sus propios seguidores. Todos siguen el mismo principio de restringir la ingesta de alimentos durante un cierto período de tiempo. Sin embargo, la duración del tiempo y la brecha entre las ventanas para comer varía.

Quizás el método AI más popular es el rápido 16:8. Esto implica una ventana para comer de 8 horas seguida de 16 horas de ayuno. Muchas personas consideran que esta es la opción más conveniente para ellas. Si se saltan el desayuno o la cena, pueden adaptarlo fácilmente a su estilo de vida.

Otra opción popular de AI es el ayuno de 24 horas. Esto a veces se conoce como el método Eat-Stop-Eat (Come-Para-Come). Implica comer normalmente un día y luego evitar la comida durante las siguientes 24 horas. Los espacios entre los ayunos pueden ser tan cortos como 24 horas o hasta 72 horas.

El método de ayuno 5:2 también es popular. Esto implica comer normalmente durante cinco días a la semana. Durante los otros dos días consecutivos, la persona que hace dieta debe restringir su consumo de calorías a alrededor de 500-600 calorías.

Algunas personas que hacen la dieta del AI eligen el método 20:4. Esto implica concentrar todas las comidas cada día en una ventana de cuatro horas. Durante las otras 20 horas del día, la persona que hace esta dieta no debe comer calorías.

Hay otros tipos de dietas de ayuno. Algunas personas siguen ayunos prolongados de hasta 48 o 36 horas. Otros ayunan por períodos aún más prolongados. Si está considerando probar el AI, deberá elegir el método adecuado para usted.

¿Por qué las personas prefieren el ayuno intermitente?

A diferencia de otros tipos de dietas, el AI permite que las personas que hacen dieta coman casi lo que quieren. Pueden comer los alimentos azucarados o grasos que anhelan. Pueden salir a comer y no preocuparse por el conteo de calorías. No tienen que comer alimentos que no disfrutan. No tienen que sentir que se están privando de las cosas que aman. Es fácil ver por qué es una opción tan popular.

No solo eso, sino que el ayuno intermitente ofrece muchos más beneficios que otros tipos de dietas. Sí, promueve la pérdida de peso rápida. Sin embargo, también ayuda a las personas que hacen la dieta a sentirse más concentradas y ser más productivas. Les ayuda a sentirse más saludables y con más energía. Con los beneficios que trae esta forma de comer, no es de extrañar que las personas prefieran más el AI que las dietas regulares.

Capítulo 2 - Los beneficios del ayuno intermitente

Aquellos que siguen un estilo de vida intermitente y en ayunas reportan varios beneficios. Aquí, echamos un vistazo más de cerca a algunos de los más comunes.

Pérdida de peso

Muchas personas que hacen ayuno intermitente lo hacen para perder peso rápidamente. Hay evidencia que demuestra que esta forma de comer te ayuda a perder peso más rápido. Hay varias razones por las cuales el AI ayuda a perder peso. Mejora la función del metabolismo para quemar grasa más rápido.

También reduce la cantidad de calorías que consumes en 24 horas. Al reducir los niveles de insulina, aumentar los niveles de la hormona del crecimiento y aumentar la noradrenalina, el AI acelera la descomposición de la grasa. También facilita el uso de grasas para producir energía.

Se ha demostrado que el ayuno por períodos cortos aumenta la tasa metabólica hasta en un 14%. Esto significa que quemarás más calorías. Como resultado, el AI puede ayudar a causar una pérdida de peso de hasta un 8% en un período de 3 a 24 semanas. ¡Esa es una pérdida impresionante!

Aquellos que prueban el AI reportan una reducción del 7% en la circunferencia de su cintura. Esto indica una pérdida de grasa abdominal, la grasa más dañina que provoca enfermedades.

Como beneficio adicional, el AI causa una pérdida muscular reducida en comparación con las dietas de restricción calórica.

Reparación de células

Cuando ayunas, las células de tu cuerpo comienzan un proceso de eliminación de células de desecho. Esto se conoce como "autofagia". La autofagia implica la descomposición de las células del cuerpo. También implica la metabolización de proteínas disfuncionales y rotas que se han acumulado con el tiempo en las células.

¿Cuál es el beneficio de la autofagia? Bueno, los expertos creen que ofrece protección contra el desarrollo de varias enfermedades. Estos incluyen la enfermedad de Alzheimer y el cáncer.

Por lo tanto, si sigue un régimen de ayuno intermitente, puede ayudar a protegerse de las enfermedades. Como resultado, puede vivir una vida más larga y saludable.

Sensibilidad a la insulina

Hoy más que nunca las personas tienen diabetes tipo 2. La enfermedad se está volviendo más común debido al aumento de la obesidad. La característica principal de la diabetes es el aumento de los niveles de azúcar en la sangre debido a la resistencia a la insulina. Si puedes reducir la insulina, tu nivel de azúcar en la sangre debería disminuir. Esto ofrecerá una excelente protección contra el desarrollo de diabetes tipo 2.

Se ha demostrado que el ayuno intermitente proporciona un gran beneficio cuando se trata de la resistencia a la insulina. Puede reducir los niveles de azúcar en la sangre en una cantidad impresionante. En estudios sobre el ayuno intermitente con participantes humanos, los niveles de azúcar en la sangre disminuyeron hasta un 6% durante el ayuno. Como resultado, los niveles de insulina en ayunas pueden reducirse hasta en un 31%. Esto muestra que el AI podría ofrecer el beneficio de reducir la posibilidad de desarrollar diabetes.

Otra investigación llevada a cabo entre ratas de laboratorio diabéticas mostró que el AI puede proteger contra daños a los riñones. Esta es una complicación grave asociada con la diabetes. Entonces, nuevamente, sugiere que el ayuno intermitente también es una gran opción para cualquier persona que ya tenga diabetes.

Función cerebral mejorada

Cuando algo es bueno para tu cuerpo, a menudo también es bueno para tu cerebro. Se sabe que el ayuno intermitente mejora varias características metabólicas. Estos son vitales para la buena salud del cerebro.

Se ha demostrado que el ayuno intermitente reduce el estrés oxidativo. También reduce la inflamación y reduce los niveles de azúcar en la sangre. No solo eso, sino que también reduce la resistencia a la insulina como mostramos anteriormente. Todos estos son factores clave para mejorar la función cerebral.

Los estudios que se han realizado con ratas de laboratorio también han demostrado que el AI puede ayudar a impulsar el crecimiento de nuevas células nerviosas. Esto también ofrece beneficios cuando se trata de la función cerebral. Mientras tanto, también aumenta el nivel de FNDC (factor neurotrófico derivado del cerebro). Esta es una hormona cerebral, y si tiene deficiencia de la misma puede sufrir problemas cerebrales y depresión. Cuando pruebes el ayuno intermitente, tendrás una mejor protección contra estos problemas.

Como ventaja adicional, los estudios en animales han demostrado que el AI puede proteger contra el daño cerebral provocado por los accidentes cerebrovasculares.

Todo esto sugiere que el ayuno intermitente ofrece muchos beneficios para la salud del cerebro.

Inflamación disminuida

Se sabe que el estrés oxidativo es un factor clave en las enfermedades crónicas, así como en el envejecimiento. El estrés oxidativo implica radicales libres que son moléculas inestables que reaccionan con otras moléculas clave como el ADN y las proteínas. El resultado es el daño a esas moléculas que a su vez causa daño en el cuerpo.

Se han realizado varios estudios para demostrar que el AI puede ayudar a mejorar la capacidad de su cuerpo para resistir el estrés oxidativo. Otros estudios también han demostrado que puede ayudar a combatir la inflamación, que también provoca muchas enfermedades comunes.

Capítulo 3 - ¿Por qué el ayuno intermitente ayuda a promover la pérdida de peso?

Aunque el ayuno intermitente ofrece muchos beneficios, el mayor es la pérdida de peso. La mayoría de las personas que se embarcan en este estilo de vida esperan perder peso y mantener un peso corporal saludable. Entonces, ¿por qué el ayuno intermitente ayuda a promover la pérdida de peso? Aquí, nos fijamos en las tres razones principales.

Ingesta reducida en calorías

La razón principal por la que el AI ayuda a aumentar la pérdida de peso es porque, naturalmente, comes menos. Cuando solo tienes una ventana corta para comer, tienes menos tiempo para comer. Por lo general, te perderás al menos una comida por día para cumplir con este horario. Como resultado, consumirás menos calorías en cada período de 24 horas. Como sabes, debes mantener un déficit de calorías para perder peso. Por lo tanto, el AI te ayuda a alcanzar tus objetivos de pérdida de peso de manera efectiva.

Sin embargo, es importante tener en cuenta que algunas personas no pierden peso cuando ayunan de manera intermitente. Esto se debe a que no reducen su consumo de calorías. Durante su ventana para comer, continúan comiendo tanto como lo hubieran hecho si hubieran estado comiendo normalmente. Por lo tanto, no tienen el déficit calórico necesario para perder peso.

Siempre que no comas en exceso durante tu período de alimentación, reducirás automáticamente tu consumo de calorías.

Los cambios hormonales aceleran el metabolismo

El cuerpo humano almacena energía en forma de calorías en la grasa corporal. Si no comes, su cuerpo modifica varias cosas para que la energía almacenada sea más accesible. Estos cambios involucran la actividad de tu sistema nervioso. También incluyen cambios importantes en una serie de hormonas clave.

Estos cambios ocurren en el metabolismo cuando estás en ayunas:

- La insulina aumenta cada vez que comes. Si ayunas, tu nivel de insulina disminuirá drásticamente. Un nivel de insulina más bajo facilita la quema de grasa.

- La hormona del crecimiento humano (HGH, por su sigla en inglés) se dispara cuando ayunas. Puede aumentar hasta cinco veces su nivel normal. La hormona del crecimiento ayuda al aumento muscular y la pérdida de grasa.

- El sistema nervioso envía noradrenalina (norepinefrina) a las células grasas. Esto hace que rompan la grasa corporal y esta se convierta en ácidos grasos libres. Luego estos se queman para producir energía.

Muchas personas creen que si ayunas, tu metabolismo se ralentiza. Sin embargo, la evidencia muestra que el ayuno a corto plazo puede aumentar la quema de grasa. Ha habido dos estudios que han demostrado que ayunar durante 48 horas aumenta el metabolismo hasta en un 14%.

Los niveles reducidos de insulina aceleran la quema de grasa

Probablemente ya conozcas la insulina debido a su importancia para los diabéticos. Las personas con diabetes tienen que tomar insulina para mantener la función normal. Sin embargo, muchas personas no están seguras de lo que hace la insulina en el cuerpo o incluso de lo que es.

La insulina es una hormona que produce el páncreas. Su trabajo es convertir el azúcar (glucosa) en la sangre en energía. Las células luego usan esa energía como combustible. La insulina también desempeña otro papel en el cuerpo. Impulsa el almacenamiento de grasa.

El nivel de insulina en el cuerpo aumentará cada vez que comas. También disminuye cada vez que ayunas. El nivel más bajo de insulina cuando ayunas puede ayudar a prevenir el almacenamiento excesivo de grasa. También ayuda al cuerpo a movilizar la grasa que ya está almacenada. Como resultado, puede aumentar tu pérdida de grasa y ayudarte a perder peso más rápidamente.

Capítulo 4 - ¿Es seguro el ayuno intermitente?

Es posible que desee embarcarse en un estilo de vida de ayuno intermitente, pero también es posible que le preocupe su seguridad. Después de todo, no todas las dietas son adecuadas para todos.

Un factor clave para la pérdida de peso segura y exitosa es obtener suficiente nutrición. Si no obtiene suficientes minerales, vitaminas y proteínas, podría enfermarse. Con muy pocas calorías y un patrón de alimentación demasiado restrictivo, es posible que no pueda obtener suficientes nutrientes. Esto puede causarle problemas médicos.

La buena noticia es que el ayuno intermitente parece ser una forma segura de comer para la mayoría de las personas. Sin embargo, hay algunos casos en los que se debe evitar el ayuno intermitente.

¿Quién debe evitar el ayuno intermitente?

Hay algunos grupos de personas que deben tener cuidado cuando hacen ayunos intermitentes. Aunque es posible que no necesiten evitar este estilo de vida por completo, deberán tener precaución.

El primero son los niños. Los niños están creciendo y desarrollándose. Por lo tanto, necesitan comer suficientes calorías todos los días. También necesitan obtener suficientes nutrientes en forma de minerales y vitaminas. Sin suficiente proteína no pueden crecer adecuadamente. Esto podría conducir a una serie de problemas. Las enfermedades como el escorbuto pueden ser causadas por la falta de vitaminas. Aunque algunos expertos sugieren que los niños pueden ayunar de manera segura, es algo que debe abordarse con precaución.

Los diabéticos también deben tener cuidado cuando hacen ayuno intermitente. Es cierto que el AI tiene una serie de beneficios potenciales para los diabéticos. Esto se debe al efecto sobre los niveles de insulina y azúcar en la sangre. Sin embargo, hay algunos peligros posibles. Si ayunas y tienes diabetes, tu nivel de azúcar en la sangre podría bajar peligrosamente. Esto es especialmente probable si estás tomando medicamentos para controlar la afección.

Cuando no comes, tu nivel de azúcar en la sangre será más bajo. Tu medicamento podría dejarlo caer aún más y conducir a hipoglucemia. Esto puede hacerte desmayar, darte temblores o dejarte en coma. Otro problema es que tu nivel de azúcar en la sangre aumente demasiado cuando comas. Esto podría suceder si consumes demasiados carbohidratos.

Si eres diabético, siempre habla con un profesional de la salud antes de embarcarse en un AI. También deberás ser más consciente de los síntomas del bajo nivel de azúcar en la sangre. Mientras seas cauteloso con lo que comes y evites el ejercicio intenso, puedes estar bien.

El tercer y cuarto grupo que posiblemente quiera evitar el AI son las mujeres embarazadas y lactantes. Los médicos generalmente recomiendan que estos grupos no intenten el ayuno intermitente. Esto se debe a que la nutrición es absolutamente vital en estas etapas de la vida de una mujer. No solo se está alimentando a sí misma, está alimentando a su bebé. Por lo tanto, ella necesita consumir suficientes calorías y nutrientes para mantener a dos personas. Esto puede ser difícil cuando se ayuna de manera intermitente. Por lo tanto, solo debe intentarse bajo supervisión médica.

¿Podría el ayuno intermitente desencadenar un trastorno alimentario?

Para la mayoría de las personas, el ayuno intermitente es una forma exitosa de comer que no causa problemas. Sin embargo, hay algunas personas que no prosperarán con este estilo de vida. Algunas personas tienen una tendencia natural a desarrollar conductas alimentarias desreguladas. Es posible que estas personas necesiten evitar el ayuno intermitente si puede desencadenar un trastorno alimentario.

Por lo tanto, es vital reconocer si el ayuno intermitente se ha desviado hacia patrones de alimentación desordenada. Hay varios síntomas a tener en cuenta:

• Tienes ansiedad por comer y comer.
• Te sientes extremadamente fatigado.
• Experimentas cambios de humor, cambios menstruales y problemas para dormir.

Para aquellos que tienen una predisposición genética a los trastornos alimenticios, el ayuno intermitente puede ser peligroso. Esto se debe a que hay un enfoque en no comer. La mayoría de las dietas se centran en reducir la ingesta de calorías al comer alimentos bajos en calorías. El AI minimiza el consumo de calorías al evitar comer durante ciertos períodos. Esto puede llevarte a ignorar las señales de hambre de tu cuerpo. Además, alguien con tendencia a desarrollar trastornos alimenticios puede tener miedo a la comida debido al AI. Esto se debe a que puedes comenzar a asociar el evitar los alimentos con la pérdida de peso. Tu cerebro puede comenzar a recompensarte por no comer y desarrollar un miedo a las comidas.

Algunas personas encuentran que las dietas de AI les provocan atracones. Cuando están en la ventana de comer, terminan deleitándose con alimentos ricos en calorías. Esto imita los comportamientos del trastorno alimentario. Por lo tanto, es importante ser muy consciente de cualquier posible signo de que tu ayuno se está convirtiendo en un trastorno alimentario.

¿Cuáles son los efectos secundarios del ayuno intermitente?

El ayuno intermitente ofrece muchos beneficios, pero también tiene efectos secundarios. Estos pueden afectar a cada individuo de manera diferente. Algunos de los efectos que puedes experimentar incluyen:

- Sentirse malhumorado, irritable y de enfadado debido al hambre
- Experimentar confusión mental o fatiga excesiva
- Obsesionarse sobre cuánto se puede comer o qué se puede comer
- Mareos persistentes, dolores de cabeza o náuseas debido al bajo nivel de azúcar en la sangre
- Pérdida de cabello debido a la falta de nutrientes
- Cambios en el ciclo menstrual debido a la rápida pérdida de peso
- Estreñimiento debido a la falta de fibra, proteínas, vitaminas o líquidos
- El potencial para desarrollar un trastorno alimentario
- Trastornos del sueño

La mayoría de las personas no experimentarán estos efectos secundarios en gran medida. También suelen desaparecer después de un tiempo. Sin embargo, para algunas personas, estos problemas son graves o duraderos.

Si es así, es posible que desees detener el ayuno intermitente hasta buscar atención médica.

¿Pueden los atletas probar el ayuno intermitente?

Algunos atletas juran que el ayuno intermitente es una forma de mejorar su rendimiento deportivo. Sin embargo, existe una investigación mixta sobre el tema. Algunas evidencias sugieren que si no se consumen suficientes carbohidratos, la duración y la intensidad de los entrenamiento se verán afectadas. Mientras tanto, otra investigación sugiere que el AI ofrece beneficios para los atletas.

Algunos de los beneficios potenciales incluyen:

- La hormona del crecimiento aumenta debido al AI. Esto ayuda a aumentar el crecimiento muscular, cartilaginoso y óseo. También mejora la función inmune. Todo esto es bueno para los atletas.
- Mejora tu flexibilidad metabólica para que puedas adaptarte más fácilmente a las distintas fuentes de energía. Tu cuerpo estará en mejores condiciones de

utilizar carbohidratos o grasas como fuente de combustible. También te permitirá quemar grasa durante mucho más tiempo antes de que tu cuerpo cambie a carbohidratos. Como resultado, tu insulina se mantendrá baja y tu recuperación posterior al ejercicio mejorará.

- El AI reduce la inflamación. Esto ayuda a tu recuperación posterior al ejercicio. Cuando haces ejercicio, incurres en una gran cantidad de inflamación de la que debes recuperarte. Sin embargo, cuanto más rápido disminuya la inflamación, mejor. El AI puede acelerar el proceso.

Sin embargo, hay algunas preocupaciones. Éstas incluyen:

- Podría darse una caída de testosterona que es problemática porque afecta la síntesis de proteínas musculares.
- Puede resultarte difícil comer suficientes calorías para ganar músculo.

¿Es seguro para las mujeres ayunar?

Muchos expertos dicen que es perfectamente seguro para las mujeres ayunar. Sin embargo, existe evidencia de que las mujeres tienen una mayor sensibilidad a las señales de inanición. Cuando el cuerpo siente hambre, aumenta la producción de grelina y leptina, las hormonas del hambre. Esto provoca un balance energético negativo y, a menudo, cambios de humor drásticos como resultado.

Las mujeres también son más propensas a otros desequilibrios hormonales si hacen AI. Esto puede causar problemas en el ciclo menstrual. También puede interferir con la producción de la hormona tiroidea. Esto podría ser problemático para cualquier persona que padezca enfermedades autoinmunes.

Sin embargo, eso no significa que las mujeres no puedan intentar el ayuno intermitente. Solo significa que necesitan tener más cuidado. Puede ser mejor para las mujeres comenzar con una forma más suave de AI. En lugar de un ayuno prolongado, un ayuno de 12-14 horas puede ser la mejor opción.

Algunas mujeres prosperan con el ayuno intermitente, mientras que otras encuentran que no les conviene en absoluto. Vale la pena experimentar para ver si te funciona.

Capítulo 5 - Un protocolo para el ayuno intermitente de 16:8

Si deseas probar el ayuno intermitente, puedes comenzar con el ayuno 16:8. Este método implica ayunar durante 16 horas y luego tener una ventana para comer de 8 horas. Es una de las formas más populares de esta forma de comer. Si estás listo para comenzar, aquí hay un protocolo para el AI de 16:8.

Elegir una ventana para comer

Cuando estés listo para comenzar el ayuno de 16:8, lo primero que debes hacer es elegir una ventana para comer. Este período de 8 horas puede ser en cualquier momento del día. Por lo tanto, puedes elegir el momento adecuado que vaya con tus preferencias y estilo de vida. Cuando hayas elegido tus ocho horas preferidas, debes limitar tu consumo de alimentos a esas horas.

¿Cómo eliges las horas adecuadas para ti? A muchas personas les gusta una ventana para comer del mediodía a las 8 p.m. Esto es porque pueden ayunar durante la noche, omitir el desayuno y luego disfrutar del almuerzo y la cena a la hora habitual. Incluso pueden agregar un par de refrigerios saludables a su régimen.

Para las personas que prefieren tener tres comidas al día, una ventana para comer de las 9 a.m. a las 5 p.m. puede ser lo mejor. Esto permite desayunar a las 9 a.m., almorzar al mediodía y luego cenar temprano a las 4 p.m.

Otros prefieren esperar hasta la tarde para romper el ayuno y luego tener su última comida antes de acostarse.

Independientemente de la ventana de comida que elijas, asegúrate de que se ajuste a tus patrones de estilo de vida. Si eliges incorrectamente, no podrás seguir tu dieta.

Planificación de alimentos saludables

Para maximizar los beneficios de la dieta 16:8, debes comer alimentos saludables tanto como sea posible. Si consumes alimentos ricos en nutrientes, no tendrás hambre ni ansiarás alimentos poco saludables. Esto te ayudará a sostener tu nueva forma de comer a largo plazo.

Si bien puedes disfrutar de algunos bocadillos y golosinas, debes equilibrar cada comida con una variedad de alimentos integrales. Algunos de los mejores incluyen:

- Frutas como bananas, manzanas, naranjas, peras, duraznos y bayas.

- Verduras como tomates, verduras de hoja verde, pepinos, coliflor y brócoli.

- Granos integrales como avena, arroz, quinua, trigo sarraceno y cebada.

- Grasas saludables como el aceite de coco, aguacate y aceite de oliva.

- Proteína magra como pollo, pescado, semillas, nueces, huevos y legumbres.

Si tienes un atracón de comida chatarra, podrías terminar eliminando los beneficios de esta dieta. Por lo tanto, debes mantener las opciones poco saludables al mínimo.

Elegir bebidas sin calorías

Puedes tomar cualquiera de tus bebidas preferidas durante tu período de comida. ¡Al menos dentro de lo razonable! Si bebes varias botellas grandes de gaseosa azucarada, ¡probablemente no perderás peso!

En tu ventana de ayuno, solo debes consumir bebidas sin calorías. Si consumes cualquier bebida que contenga calorías, básicamente estás rompiendo tu ayuno. Esto arruina todo tu régimen alimenticio.

El agua, el té verde, el café sin azúcar y el té sin leche son buenas opciones. También te ayudarán a controlar tu apetito y a mantenerte hidratado hasta que rompas el ayuno.

Tu horario semanal

Tu horario semanal de comidas 16:8 variará según la ventana de comida que elijas. Aquí hay tres muestras para adaptarse a diferentes horarios:

Plan de comidas tempranas

Lun	Mar	Mie	Jue	Vie	Sáb	Dom
8 a.m. - desayuno	8 a.m. - desayuno	8 a.m. - desayuno	8 a.m. - desayuno	8 a.m. - desayuno	8 a.m. - desayuno	8 a.m. - desayuno
10 a.m. - snack	10 a.m. - snack	10 a.m. - snack	10 a.m. - snack	10 a.m. - snack	10 a.m. - snack	10 a.m. - snack
12 del mediodía - almuerzo	12 del mediodía - almuerzo	12 del mediodía - almuerzo	12 del mediodía - almuerzo	12 del mediodía - almuerzo	12 del mediodía - almuerzo	12 del mediodía - almuerzo
Noche - bebidas	Noche - bebidas	Noche - bebidas	Noche - bebidas	Noche - bebidas	Noche - bebidas	Noche - bebidas

| libres de calorías | libres de calorías | libres de calorías | libres de calorías | libres de calorías | libres de calorías | libres de calorías |

Plan de comidas promedio

Lun	Mar	Mie	Jue	Vie	Sáb	Dom
9 a.m. - bebidas libres de calorías	9 a.m. - bebidas libres de calorías	9 a.m. - bebidas libres de calorías	9 a.m. - bebidas libres de calorías	9 a.m. - bebidas libres de calorías	9 a.m. - bebidas libres de calorías	9 a.m. - bebidas libres de calorías
11 a.m. - desayuno	11 a.m. - desayuno	11 a.m. - desayuno	11 a.m. - desayuno	11 a.m. - desayuno	11 a.m. - desayuno	11 a.m. - desayuno
2 p.m. almuerzo	2 p.m. almuerzo	2 p.m. almuerzo	2 p.m. almuerzo	2 p.m. almuerzo	2 p.m. almuerzo	2 p.m. almuerzo
4 p.m. snack	4 p.m. snack	4 p.m. snack	4 p.m. snack	4 p.m. snack	4 p.m. snack	4 p.m. snack
6 p.m. cena	6 p.m. cena	6 p.m. cena	6 p.m. cena	6 p.m. cena	6 p.m. cena	6 p.m. cena

Plan de comida tardío

Lun	Mar	Mie	Jue	Vie	Sáb	Dom
11 a.m. - bebidas libres de calorías	11 a.m. - bebidas libres de calorías	11 a.m. - bebidas libres de calorías	11 a.m. - bebidas libres de calorías	11 a.m. - bebidas libres de calorías	11 a.m. - bebidas libres de calorías	11 a.m. - bebidas libres de calorías
1 p.m. - desayuno	1 p.m. - desayuno	1 p.m. - desayuno	1 p.m. - desayuno	1 p.m. - desayuno	1 p.m. - desayuno	1 p.m. - desayuno
4 p.m. almuerzo	4 p.m. almuerzo	4 p.m. almuerzo	4 p.m. almuerzo	4 p.m. almuerzo	4 p.m. almuerzo	4 p.m. almuerzo
6 p.m. snack	6 p.m. snack	6 p.m. snack	6 p.m. snack	6 p.m. snack	6 p.m. snack	6 p.m. snack
9 p.m.	9 p.m.	9 p.m.	9 p.m.	9 p.m.	9 p.m.	9 p.m.

| cena | cena | cena | cena | cena | cena | cena |

Capítulo 6 - Un protocolo para el ayuno intermitente de 24 horas

Si la dieta 16:8 no es adecuada para ti, puedes considerar el ayuno de 24 horas. Esto se conoce como el método Eat-Stop-Eat (Come-Para-Come). Implica uno o dos días no consecutivos de ayuno cada semana.

Introducción al método Eat-Stop-Eat (Come-Para-Come)

Este método fue ideado por Brad Pilon, quien escribió un libro sobre esta forma de comer. Su metodología se basó en una investigación canadiense sobre el efecto de los ayunos a corto plazo en la salud metabólica. La idea detrás del método de Pilon es reevaluar todo lo que has aprendido sobre el horario de las comidas y la frecuencia de las mismas.

Esta dieta es bastante fácil de implementar. Simplemente elije uno o dos días no consecutivos de la semana en los que no comerás durante 24 horas. Puedes comer normalmente los otros cinco o seis días. Sin embargo, es aconsejable comer de manera saludable para obtener los mejores resultados.

Aunque parezca contrario a la intuición, seguirás comiendo cada día calendario con este ayuno. ¿Cómo funciona esto?

Imagina que decides ayunar desde las 9 a.m. del lunes hasta las 9 a.m. del martes. Comes tu última comida el lunes por la mañana antes de las 9 a.m. Puedes comer tu próxima comida el martes por la mañana después de las 9 a.m.

Durante tus horas de ayuno, debes mantenerte bien hidratado. Bebe mucha agua y otras bebidas sin calorías, como té o café sin azúcar y sin leche.

Elegir tus días de ayuno

Si deseas probar el método Eat-Stop-Eat (Come-Para-Come), deberás elegir los días de ayuno adecuados para ti. Esto se reducirá a una elección individual. Primero, deberás elegir si ayunar durante un día o dos. Probablemente te resulte más fácil comenzar con un día de ayuno por semana. Cuando estés acostumbrado, puedes aumentarlo a dos días por semana. Sin embargo, no excedas esa cantidad de días.

A algunas personas les resulta más fácil ayunar los fines de semana porque no tienen que concentrarse en el trabajo. Otros prefieren ayunar en días de trabajo para tener distracciones que les impidan pensar en la comida. Deberás determinar sus propias preferencias.

Sin embargo, recuerda que si eliges hacer dos días de ayuno, no pueden ser consecutivos. Esto sería un período prolongado de ayuno. Es posible que desees espaciar tus dos días de ayuno de manera uniforme. Alternativamente, es posible que desees espaciarlos con solo un día de diferencia y luego disfrutar comiendo el resto de la semana. Es posible que debas experimentar para encontrar el patrón adecuado para ti.

Tu horario semanal

Estos son algunos horarios de muestra para ayudarte a planificar tus ayunos de 24 horas:

Plan de un día de ayuno

Lun-Mar	Mar-Mie	Mie-Jue	Jue-Vie	Vie-Sáb	Sáb-Dom	Dom-Lun
9 a.m. - 9 a.m. come con normalidad	9 a.m. - 9 a.m. ayuna	9 a.m. - 9 a.m. come con normalidad	9 a.m. - 9 a.m. come con normalidad	9 a.m. - 9 a.m. come con normalidad	9 a.m. - 9 a.m. come con normalidad	9 a.m. - 9 a.m. come con normalidad

Plan de dos días de ayuno

Lun-Mar	Mar-Mie	Mie-Jue	Jue-Vie	Vie-Sáb	Sáb-Dom	Dom-Lun
9 a.m. - 9 a.m. come con normalidad	9 a.m. - 9 a.m. ayuna	9 a.m. - 9 a.m. come con normalidad	9 a.m. - 9 a.m. ayuna	9 a.m. - 9 a.m. come con normalidad	9 a.m. - 9 a.m. come con normalidad	9 a.m. - 9 a.m. come con normalidad

Puede que prefieras comenzar tu período de ayuno a una hora temprana o tardía del día. Sugerimos de 9 a.m. a 9 a.m. del día siguiente. Sin embargo, puedes preferir de 7 a.m. a 7 a.m., o incluso de 12 a.m. a 12 a.m. Debes elegir los momentos correctos y días correctos para ti.

Capítulo 7 - Otros tipos de ayuno intermitente

Aunque el ayuno intermitente de 24 horas y 16:8 son los dos tipos más populares, hay otros. Aquí, veremos más de cerca otros cinco tipos de regímenes de ayuno que siguen varias personas.

Ayuno 20:4

El ayuno 20:4 a veces es llamada la dieta del guerrero. Fue una de las primeras dietas en involucrar el ayuno intermitente. Popularizada por Ori Hofmekler, un experto en acondicionamiento físico, esta dieta implica comer una gran cantidad comida por la noche. Esta gran cantidad comida tiene lugar en una ventana para comer de cuatro horas.

Durante las otras 20 horas del día, solo se pueden comer pequeñas cantidades de frutas y verduras crudas. Las opciones de alimentos para esta dieta deben ser saludables, similares a las de la dieta Paleo. Estos deben ser alimentos integrales sin procesar que no contengan ingredientes artificiales.

Un calendario para esta dieta se ve así:

Lun	Mar	Mie	Jue	Vie	Sáb	Dom
Mediano che - 4 p.m. - pequeñas cantidades de frutas y verduras	Mediano che - 4 p.m. - pequeñas cantidades de frutas y verduras	Mediano che - 4 p.m. - pequeñas cantidades de frutas y verduras	Mediano che - 4 p.m. - pequeñas cantidades de frutas y verduras	Mediano che - 4 p.m. - pequeñas cantidades de frutas y verduras	Mediano che - 4 p.m. - pequeñas cantidades de frutas y verduras	Mediano che - 4 p.m. - pequeñas cantidades de frutas y verduras
4 p.m. - 8 p.m. Comida abundante	4 p.m. - 8 p.m. Comida abundante	4 p.m. - 8 p.m. Comida abundante	4 p.m. - 8 p.m. Comida abundante	4 p.m. - 8 p.m. Comida abundante	4 p.m. - 8 p.m. Comida abundante	4 p.m. - 8 p.m. Comida abundante
8 p.m. - mediano che - ayuna	8 p.m. - mediano che - ayuna	8 p.m. - mediano che - ayuna	8 p.m. - mediano che - ayuna	8 p.m. - mediano che - ayuna	8 p.m. - mediano che - ayuna	8 p.m. - mediano che - ayuna

Ayuno 5:2

Esta forma popular de ayuno intermitente implica comer normalmente durante cinco días a la semana. Los dos días restantes, las calorías deben restringirse a 500 - 600. A veces llamada la Dieta Rápida, esta forma de comer se hizo popular debido a Michael Mosley, un periodista. Se recomienda a las mujeres comer

500 calorías en sus días de ayuno. Los hombres pueden comer 600 calorías en sus días de ayuno.

Puedes elegir qué dos días prefieres ayunar. Sin embargo, es mejor si no son consecutivos. En esos días, puedes elegir comer una o dos comidas pequeñas. Muchas personas prefieren comer dos comidas de 250/300 calorías cada una.

Este es un horario de muestra para esta forma de comer:

Lun	Mar	Mie	Jue	Vie	Sáb	Dom
Come con normalidad	Come 500/600 calorías	Come con normalidad	Come con normalidad	Come con normalidad	Come con normalidad	Come con normalidad

Ayuno de 36 horas

El plan de ayuno de 36 horas significa que estarás ayunando por un día completo. A diferencia del método Eat-Stop-Eat (Come-Para-Come), no comerás todos los días calendario.

Si, por ejemplo, terminas de cenar a las 7 p.m. en el primer día, omite todas tus comidas en el segundo día. No comerás tu próxima comida hasta el día 3 a las 7 a.m. Esto equivale a un ayuno de 36 horas.

Existe alguna evidencia que sugiere que este tipo de período de ayuno puede producir un resultado más rápido. También puede ser beneficioso para los diabéticos. Sin embargo, también puede ser problemático ya que pasarás períodos prolongados sin comida.

Un calendario para este plan de alimentación se ve así:

Lun	Mar	Mie	Jue	Vie	Sáb	Dom
Mediano che - 7 a.m. Come con normalidad	Mediano che - 7 a.m. Ayuna	Mediano che - 7 a.m. Ayuna	Mediano che - 7 a.m. Come con normalidad	Mediano che - 7 a.m. Come con normalidad	Mediano che - 7 a.m. Come con normalidad	Mediano che - 7 a.m. Come con normalidad
7 a.m. - 7 p.m. Come con normalidad	7 a.m. - 7 p.m. Ayuna	7 a.m. - 7 p.m. Come con normalidad	7 a.m. - 7 p.m. Come con normalidad	7 a.m. - 7 p.m. Come con normalidad	7 a.m. - 7 p.m. Come con normalidad	7 a.m. - 7 p.m. Come con normalidad
7 p.m. - mediano che Ayuna	7 p.m. - mediano che Ayuna	7 p.m. - mediano che Come con normalidad	7 p.m. - mediano che Come con normalidad	7 p.m. - mediano che Come con normalidad	7 p.m. - mediano che Come con normalidad	7 p.m. - mediano che Come con normalidad

Ayuno de día alterno

Esta forma de ayuno significa que ayunarás durante 24 horas completas cada día alterno. Algunas versiones de esta dieta de AI te permiten comer hasta 500 calorías en un día de ayuno. Otras solo te permiten tomar bebidas sin calorías.

Esta no es la mejor opción para los recién llegados al ayuno intermitente. Te acuestas con hambre varias noches cada semana. Esto es difícil de mantener a largo plazo.

Un horario para esta forma de comer se ve así:

Lun	Mar	Mie	Jue	Vie	Sáb
Medianoche - medianoche	Medianoche - medianoche	Medianoche - medianoche	Medianoche - medianoche	Medianoche - medianoche	Medianoche - medianoche
Come con normalidad	Ayuna	Come con normalidad	Ayuna	Come con normalidad	Ayuna

Ayunos extendidos

Seguir el método 16:8 o Eat-Stop-Eat (Come-Para-Come) es bastante simple. Sin embargo, algunas personas están ansiosas por llevar al límite los beneficios del ayuno intermitente y prefieren hacer un ayuno de 42 horas.

Esto implica cenar el día 1, digamos a las 6 p.m. Todas las comidas se omitirían al día siguiente. En el día 3, luego desayunarías al mediodía. Este sería un tiempo de ayuno total de 42 horas.

Si pruebas esta forma de comer, no debes restringir tu consumo de calorías durante la ventana de alimentación.

Es técnicamente posible extender los ayunos por períodos de tiempo más largos. De hecho, el récord mundial es de 382 días. ¡Por supuesto, eso no se recomienda!

Algunas personas intentan ayunos de 7 a 14 días debido a los beneficios teóricos que se dice que proporcionan. Algunas personas dicen que un ayuno de siete días puede ayudar a prevenir el cáncer. Otros dicen que los ayunos más largos promueven la claridad mental. Estos beneficios no están probados y son teóricos. Probablemente sea mejor, por lo tanto, apegarse a uno de los planes de AI probados descritos anteriormente.

Capítulo 8 - Cómo maximizar los resultados del ayuno intermitente

¿Estás listo para probar el ayuno intermitente? Ya sea que lo estés haciendo para perder peso o para otros beneficios, es probable que desees maximizar sus resultados.

Afortunadamente, hay algunas cosas que puedes hacer para obtener el mayor beneficio posible de tu régimen de alimentación. Aquí, echamos un vistazo a algunas cosas que puedes intentar para acelerar tu pérdida de peso.

Ejercicio y ayuno intermitente

Hay algunas investigaciones que demuestran que si haces ejercicio mientras ayunas, hay beneficios adicionales. Hay un impacto en tu metabolismo y bioquímica muscular. Esto está relacionado con su sensibilidad a la insulina y tu nivel de azúcar en la sangre. Si haces ejercicio mientras ayunas, tu glucógeno (o carbohidratos almacenados) se agota. Esto significa que quemarás más grasa.

Para obtener el mejor resultado, come proteínas después de tu entrenamiento. Esto desarrollará y mantendrá tus músculos. También promoverá una mejor recuperación. A la vez, debes consumir carbohidratos dentro de la media hora después de tu entrenamiento de fuerza.

Es aconsejable comer alimentos cerca de cualquier sesión de ejercicio moderna o de alta intensidad. También debes beber mucha más agua para mantenerte bien hidratado. Mantener el nivel de electrolitos es importante. El agua de coco puede ser útil para esto.

Puedes sentirte un poco mareado si haces ejercicio mientras ayunas. Si experimentas esto, toma un descanso. Es importante escuchar a tu cuerpo. Si estás haciendo un ayuno más largo, es posible que el ejercicio suave como pilates, yoga o caminar sea mejor. Te ayudarán a quemar grasa sin hacerte sentir mal.

Eligiendo el régimen adecuado para ti

Para maximizar los resultados de tu ayuno intermitente, deberás elegir el régimen adecuado. Como has visto, hay varios tipos de dieta de ayuno intermitente. No todos son adecuados para todos. Necesitas encontrar uno que funcione bien para tu estilo de vida y que te facilite la misma.

Cuando eliges el régimen correcto, lo mantendrás a largo plazo. Entonces, aquí hay algunas preguntas que debes hacerte para elegir sabiamente.

¿Ya estás comiendo saludablemente?

El ayuno es más difícil si actualmente te encuentras comiendo una dieta estadounidense estándar. Esto se debe a que tiene un alto contenido de carbohidratos, está llena de azúcares y es muy adictiva. Si saltas directamente al ayuno extremo, experimentarás síntomas de abstinencia del azúcar. Esto hace que sea difícil cumplir con tu nueva dieta.

Si consumes alimentos procesados regularmente, intenta comenzar con una ventana de ayuno corta. Mientras tanto, desintoxica del azúcar y comienza a comer de manera más limpia. Deja de comer bocadillos e introduce alimentos integrales en tu dieta. Luego puedes aumentar la ventana de ayuno si es necesario. Por otro lado, si ya comes saludablemente, puedes comenzar con una ventana de ayuno más larga.

¿Se puede estar por largos períodos sin comer?

Algunas personas pueden controlar el ayuno durante todo un día. Otros solo pueden manejar unas pocas horas. Es posible que necesites experimentar. Concéntrate en la forma en la que el ayuno te hace sentir.

Si luchas para ayunar durante largos períodos, elige un método como el 5:2 o 16:8. Si te resulta fácil, puedes optar por un ayuno de 36 horas de inmediato.

¿Cómo se ve tu horario?

Es más fácil ayunar si estás ocupado y distraído, sin pensar en comida. Si ayunas en el trabajo o mientras trabajas en algo, probablemente te sientas menos hambriento. Si haces ejercicio, puedes terminar tu ventana de ayuno inmediatamente después de hacer ejercicio.

Si respondes estas preguntas, estarás en la mejor posición para elegir el régimen adecuado para tu vida y preferencias. Esto te dará la mejor oportunidad de éxito.

Agregando la dieta Keto (Ceto)

Algunos expertos dicen que si combinas el ayuno intermitente con la dieta Keto, perderás más peso. Entonces, ¿qué implica esto?

La dieta Keto (o cetogénica) es una forma específica de comer en la que la mayoría de las calorías provienen de grasas saludables. Las calorías restantes se derivan de las proteínas. Muy pocos carbohidratos se consumen en esta dieta.

Esta dieta baja en carbohidratos y alta en grasas alienta a tu cuerpo a quemar grasa, no azúcares, para producir energía. Si tu cuerpo carece de suficientes carbohidratos para llevar a cabo las actividades cotidianas, el hígado descompone la grasa. Produce cetonas que se utilizan como combustible para la energía. El proceso se conoce como cetosis. De ahí el nombre de "Keto".

Al igual que el ayuno intermitente, las dietas Keto tienen una serie de beneficios. Pueden fomentar la pérdida de peso, reducir el nivel de azúcar en la sangre y mejorar la función cerebral. Muchas personas dicen que les ayuda a reducir problemas como la diabetes y la obesidad.

Si combinas la dieta Keto con el AI, aumentarás la cantidad de tiempo que estás en cetosis. Esto podría hacerte sentir más enérgico, menos hambriento y acelerar tu pérdida de peso.

Capítulo 9 - Cómo comenzar con el ayuno intermitente

Si estás convencido de los beneficios del ayuno intermitente, necesitarás saber cómo comenzar. Después de todo, embarcarse en cualquier nuevo régimen puede ser complicado. Entonces, ¿cómo puedes comenzar de la mejor manera posible? Aquí hay algunos consejos importantes.

Comenzando con un régimen menos riguroso

Puede ser tentador tratar de perder tanto peso como sea posible comenzando con un ayuno prolongado. Sin embargo, ten en cuenta que este puede no ser el mejor enfoque. Como ya mencionamos, puede ser difícil ayunar durante períodos prolongados si nunca antes lo has hecho. Si estás acostumbrado a una dieta alta en carbohidratos, alta en azúcar y alimentos procesados, tendrás dificultades para ayunar durante 36 horas seguidas.

Si encuentras tu primer ayuno imposiblemente difícil, probablemente pospondrás toda la idea. Incluso si no es así, la probabilidad de que te adhieras a ella durante un período de tiempo prolongado es baja.

Se recomienda probar cualquier plan de ayuno intermitente durante al menos un mes. Esto te dará tiempo suficiente para ver si te está funcionando o no. Será muy difícil que alguien sin experiencia se adhiera a un régimen de ayuno extendido a largo plazo.

Por lo tanto, es mejor optar por uno de los regímenes menos rigurosos para comenzar. La dieta 5:2 te permite comer algo todos los días. De hecho, puedes comer tus comidas regulares los cinco días de la semana. Los otros dos, aún obtienes 500 o 600 calorías. Esto debería brindarte muchas opciones siempre que tomes decisiones saludables. Elige tus comidas sabiamente y experimentarás los beneficios sin sentir hambre.

Alternativamente, prueba el popular método 16:8. Durante una gran parte de tu tiempo de ayuno estarás dormido. Entonces podrás comer lo que quiera (dentro de lo razonable) durante tu período de alimentación de 8 horas. A muchas personas les gusta la libertad que esto ofrece. Cuando se acostumbran al ayuno de 16 horas, encuentran esta forma de comer bastante simple.

Si deseas hacer ayunos más largos una vez que estés acostumbrado a los mismos, puedes hacerlo. Sin embargo, muchas personas continúan su plan inicial a largo plazo y experimentan buenos resultados.

Mantenerse hidratado

Independientemente del tipo de plan de ayuno intermitente que intentes, debes mantenerte bien hidratado. El ayuno solo se refiere a alimentos y bebidas que contienen calorías. No significa que no puedas tomar agua y otras bebidas sin calorías. De hecho, ¡deberías beber más!

Mantenerte hidratado asegurará que las toxinas puedan eliminarse eficazmente de tu cuerpo. Esto ayudará a promover tus objetivos de pérdida de peso y bienestar. También te ayudará a mantenerte saludable de otras maneras. Tu piel estará más sana. Tus hábitos intestinales serán más regulares. También evitarás dolores de cabeza y otros problemas asociados con la deshidratación.

Beber bebidas sin calorías durante el ayuno también puede ayudar a evitar que sientas hambre. A menudo, creemos que tenemos hambre, pero en realidad tenemos sed. Si bebes un vaso de agua cuando comienzas a sentir hambre, continuarás ayunando por más tiempo.

Intenta experimentar con diferentes patrones de alimentación

Anteriormente hemos sugerido algunos horarios de planes de alimentación, sin embargo, eso no significa que debas adherirte a ellos. Los días y horarios que hemos sugerido son solo ejemplos. Puede que no funcionen para ti. Debes elegir los días y patrones de alimentación adecuados para tu estilo de vida, preferencias y necesidades.

Tal vez prefieras comenzar a comer tan pronto como te levantes y luego tener tu última comida temprano. O tal vez es mejor romper el ayuno temprano en la tarde y tener una última comida justo antes de acostarte.

Es posible que prefieras ayunar durante el fin de semana para no tener que preocuparte por sentirte cansado en el trabajo. O ayunar en un día laborable puede ser adecuado para ti, ya que tienes distracciones.

No existe un plan de AI perfecto para todos. Eso significa que puede que tengas que hacer un poco de experimentación. Sopesa los pros y los contras de todos los regímenes que hemos sugerido. Piensa en cuál te atrae más y pruébalo. Es mejor tratar de darle un mes para ver qué tan bien funciona para ti. Si tienes problemas, es hora de volver para atrás. Prueba un régimen de ayuno intermitente diferente para ver si eso se adapta mejor a tu estilo de vida. O mueve un poco tus ventanas para comer y así ver si se vuelve más manejable.

No tengas miedo de experimentar, después de todo, la experimentación podría ser la clave del éxito.

Capítulo 10 - Abordando preguntas comunes

Cuando quieras comenzar el ayuno intermitente, querrás tener toda la información que necesitas a tu alcance. Aunque hemos abordado todos los puntos clave en los primeros nueve capítulos, hay algunas preguntas más que responder.

Aquí, abordamos algunas de las preguntas más comunes sobre el ayuno intermitente. Con suerte, las respuestas te ayudarán a tomar una decisión final sobre si el AI podría ser adecuado para ti. También debería ayudarte a comenzar con tu nuevo estilo de vida.

Ejercicio y ayuno

Muchas personas se preguntan si pueden seguir haciendo ejercicio si están ayunando. En la mayoría de los casos, el ayuno intermitente no te impedirá hacer ejercicio a largo plazo. Sin embargo, puede llevarte un poco de tiempo ajustarte a tu nuevo régimen. ¡Algunas personas que siguen este estilo de vida incluso encuentran que tienen más energía mientras ayunan!

A algunas personas les preocupa perder músculo si ayunan. Esto es algo peligroso con cualquier dieta. Sin embargo, puedes evitar que esto suceda. Si comes muchas proteínas en tu ventana de alimentación y haces un entrenamiento de resistencia regular, deberías estar bien.

Es recomendable hacer ejercicio al final de tu período de ayuno. Por lo general, sentirás hambre alrededor de 30 minutos después de terminar tu ejercicio. Si rompes el ayuno en ese momento, te sentirás satisfecho.

¿Qué debes comer durante tu ventana de alimentación?

Cuando sigues un estilo de vida de AI, no hay restricciones sobre lo que puedes comer en tu ventana de alimentación. Por eso es tan diferente a otras formas de hacer dieta. No está restringido a cantidades o tipos de alimentos específicos. Sin embargo, es aconsejable recordar que aún debes tomar decisiones saludables. Si te excedes regularmente, no verás los beneficios del AI.

La mejor solución es comer una dieta equilibrada en tu ventana de alimentación. Esto te ayudará a mantener tu nivel de energía mientras sigues perdiendo peso. Los alimentos que son densos en nutrientes como semillas, frijoles, nueces, granos integrales, vegetales y frutas son buenas opciones. También debes consumir mucha proteína magra.

Hay ciertos alimentos que son especialmente beneficiosos si sigues esta forma de comer:

- Aguacates: sí, tienen muchas calorías. Sin embargo, están llenos de grasas monoinsaturadas. Esto los hace muy saciantes. Si agregas medio aguacate a tu comida, te sentirás mucho más lleno.
- Pescado: debes intentar comer un mínimo de 8 onzas de pescado cada semana. El pescado está lleno de proteínas, grasas saludables y vitamina D. También es bueno para la salud del cerebro.
- Verduras crucíferas: los alimentos como la coliflor, las coles de Bruselas y el brócoli son buenas opciones. Están repletos de fibra para ayudarte a evitar el estreñimiento y sentirte más lleno.
- Papas: a muchas personas les preocupa que las papas sean malas para usted. Sin embargo, son muy saciantes y te mantendrán lleno por más tiempo.
- Legumbres y frijoles: aunque estos son carbohidratos, son bajos en calorías y te dan mucha energía. También están llenos de proteínas y fibra.

- Probióticos: comer alimentos ricos en probióticos como el chucrut, el kéfir y la kombucha ayuda a mantener el intestino feliz. Esto te ayudará a evitar problemas estomacales cuando te estés adaptando a esta dieta.

- Bayas: las fresas y los arándanos, entre otros, contienen nutrientes como la vitamina C. También son ricos en flavonoides, algo que se sabe que aumenta la pérdida de peso.

- Huevos: cada huevo tiene una cantidad masiva de 6 gramos de proteína. Simple y rápido de cocinar, los huevos te hacen sentir lleno.

- Frutos secos: sí, los frutos secos son ricos en calorías. Sin embargo, están llenos de grasa poliinsaturada que te ayuda a sentirte lleno.

- Granos integrales: sí, ¡los cereales integrales también son carbohidratos! Sin embargo, están llenos de proteínas y fibra. No necesitas comer demasiado para sentirte lleno. Un estudio incluso ha demostrado que comer granos integrales puede acelerar tu metabolismo.

¿Qué puedes comer en tu período de ayuno?

Entonces, sabes lo que puedes comer en tu ventana para comer. ¿Qué puedes comer en tu período de ayuno? La respuesta depende del ayuno que estés haciendo.

Si estás haciendo la dieta 5:2, puedes comer hasta 500 o 600 calorías en tus días de ayuno. Obviamente, eso es bastante restrictivo. Por lo tanto, puedes maximizar la cantidad de comida al incluir muchos alimentos bajos en calorías y ricos en nutrientes. Las verduras y las frutas son elementos básicos en tus días de ayuno.

Si estás haciendo cualquiera de los otros métodos de ayuno, no puedes comer ningún alimento sólido. Tampoco puedes tomar bebidas que contengan calorías. Afortunadamente, sin embargo, hay muchas bebidas que puedes beber para mantenerte hidratado.

Es obvio que debes beber mucha agua en tu ventana de ayuno. Agua con gas y sin gas están bien. Si los deseas, puedes agregar un poco de lima o limón para darle un poco más de sabor. También puedes agregar más sabor con algunas rodajas de naranja o pepino. Sin embargo, no puedes agregar potenciadores de sabor endulzados artificialmente. Esto podría dañar tu ayuno.

Otra buena bebida para tu período de ayuno es el café negro. No contiene calorías y no afectará tus niveles de insulina. Puedes tomar café descafeinado o normal, pero no agregues leche ni edulcorantes. Si deseas más sabor, intenta agregar canela u otras especias. Algunas personas dicen que el café negro podría mejorar los beneficios del AI.

La cafeína puede apoyar la producción de cetonas. También puede ayudar a mantener un nivel saludable de azúcar en la sangre a largo plazo. Una nota de advertencia, sin embargo. Algunas personas descubren que si beben café durante su ayuno, sienten malestar estomacal o el corazón acelerado. Es posible que debas controlar cómo te sientes si bebes café negro.

Si estás en ayunas durante 24 horas o más, prueba con caldo de verduras o carne. Sin embargo, no uses cubitos de caldo o caldo enlatado. Están llenos de conservantes artificiales y sabores que dañarán tu ayuno. Haz caldo casero para obtener los mejores resultados.

El té también puede ayudarte a sentirte lleno. Puedes beber cualquier tipo de té en tu ventana de ayuno. Oolong, negro, verde y té de hierbas están bien. El té también ayuda a mejorar el ayuno al apoyar a la salud celular e intestinal, así como al equilibrio probiótico. El té verde es especialmente bueno para controlar el peso y ayudarte a sentirte lleno.

El vinagre de manzana ofrece muchos beneficios para la salud. Puedes agregar esto a la lista de cosas que puedes consumir durante tu período de ayuno. Ayudará a tu nivel de azúcar en la sangre y la digestión. Incluso podría aumentar los resultados de tu ayuno.

Sin embargo, hay algunas bebidas que debes evitar mientras ayunas. Es posible que no te des cuenta de que las gaseosas "sin calorías" pueden estropear tu ayuno. Si bien las gaseosas dietéticas técnicamente no tienen calorías, se ha demostrado que inhiben los efectos positivos del ayuno. Esto se debe a que obtienen su sabor dulce del aspartamo u otros edulcorantes artificiales. Estos desencadenan su respuesta a la insulina. Por lo tanto, debes evitar beberlos en tu ventana de ayuno.

Muchas personas preguntan si pueden tomar agua de coco o leche de almendras en su período rápido. Si bien ambas son opciones saludables y con beneficios, contienen mucha azúcar. Dado que el azúcar es un carbohidrato, ya no estará en ayunas si lo consume. No debe beber estas bebidas en su período de ayuno.

Una pregunta muy común es si es posible beber alcohol si estás haciendo una dieta de AI. Es importante limitar tu consumo de alcohol a tu ventana para comer. Esto se debe a que la mayoría de las bebidas alcohólicas contienen muchas calorías y azúcar. Por lo tanto, beberlas romperá tu ayuno. Además, el alcohol tendrá más efecto en ti si tienes el estómago vacío. ¡Incluso una sola copa de vino puede hacerte sentir mal!

¿Pueden los niños probar el ayuno intermitente?

No hay evidencia específica para decir si es seguro para los niños intentar el ayuno intermitente o no.

Algunos expertos dicen que está perfectamente bien, especialmente para aquellos que ya tienen sobrepeso.

Otros dicen que es una mala idea ya que los niños atraviesan un período de rápido crecimiento. Necesitan suficientes calorías para apoyar su desarrollo y crecimiento. Los niños necesitan comer suficientes proteínas, vitaminas y minerales. Si no obtienen suficiente de estos, podrían enfermarse. Probablemente sea aconsejable hablar con un médico antes de poner a un niño a dieta de AI.

¿Es insano el ayuno?

Es natural que las personas pregunten si el ayuno no es saludable. Quienes ensalzan las virtudes de las dietas más tradicionales dicen que el ayuno podría retrasar el metabolismo. Esto podría hacer que aumentes de peso, no que lo pierdas. Por lo tanto dicen que el ayuno no es saludable.

Sin embargo, este no es el caso en absoluto. La gente ha estado ayunando durante siglos sin efectos nocivos. Los estudios realizados en personas durante el Ramadán han demostrado que el ayuno prolongado no causa problemas de salud para la mayoría de las personas.

Sin embargo, hay algunas cuestiones a tener en cuenta. El ayuno no es para todos. A algunas personas les resulta difícil adaptarlo a sus vidas. Luchan por mantener este estilo de vida durante períodos prolongados. Puede que les resulte difícil adaptar las ventanas de ayuno a la socialización, el trabajo y el ejercicio. Esto puede conducir a un horario de comidas inconsistente que puede tener consecuencias poco saludables.

Hay algunas otras cuestiones a considerar también. Algunas personas que prueban el AI comienzan a perder contacto con las señales que les indican que están llenos y con hambre. Esto puede hacer que sea difícil mantener el AI a largo plazo sin desarrollar un trastorno alimentario.

Algunas personas propensas a los trastornos alimentarios se obsesionan con la comida y la alimentación. Algunos tienen atracones durante su ventana para comer. Otros llevan su ayuno más allá y se obsesionan con no comer. Por lo tanto, es importante acercarse al AI con precaución si tienes antecedentes de trastornos alimentarios.

Sin embargo, en general, el AI no solo es saludable, sino que también puede ser realmente bueno para ti. Puede ayudarte a controlar eficazmente tu peso y evitar la obesidad. Puede mejorar tu metabolismo y tu resistencia a la insulina. También puede disminuir tu inflamación y aumentar la reparación de tus células, así como hacer que tu tracto gastrointestinal sea más saludable.

Conclusión

Ahora conoces los beneficios y los posibles problemas asociados con el ayuno intermitente. Si estás listo para probarlo por ti mismo, este libro debería proporcionarte todo lo que necesitas saber para comenzar.

Identifica por qué quieres probar el ayuno intermitente. Es posible que desees perder peso o mejorar tu salud. Es posible que solo quieras ver si te hace sentir más concentrado y enérgico. Si sabes qué beneficios te gustaría ver, estarás en una mejor posición para el éxito. También podrás priorizar la estrategia y los alimentos que serán mejores para alcanzar tus objetivos.

Como has visto en este libro, hay varios planes de AI diferentes para elegir. Deberás considerar cuál es el adecuado para ti. Es posible que prefieras un enfoque diario con algo como la dieta 16:8. Alternativamente, un plan semanal como el ayuno de días alternos o el plan 5:2 pueden ser una mejor opción para ti.

Deberás tener en cuenta tu horario y tus preferencias personales. Piensa en las veces que te levantas y te acuestas. ¿Cuándo tiendes a tener hambre? ¿Qué tan ocupado estás durante tu día? ¿Haces ejercicio?

Las respuestas a estas preguntas te ayudarán a elegir tu ventana para comer.

Si el ayuno intermitente va a ser un éxito para ti, entonces este debe funcionar de manera efectiva en torno a tu estilo de vida. Debes estar seguro de que puedes mantener tu dieta a largo plazo. Solo podrás hacerlo si se ajusta a tus necesidades. Recuerda que el ayuno intermitente debería hacerte la vida más fácil, no más difícil. Si es demasiado difícil de seguir, te rendirás demasiado rápido. Debes intentar seguir la dieta durante un mínimo de un mes para ver si te está funcionando.

Cuando haces un ayuno intermitente de forma correcta, debes obtener sus beneficios rápidamente. No solo debes perder peso, sino que debes sentirte más enérgico y saludable. Te sentirás más concentrado y experimentarás una gran cantidad de beneficios para la salud y el bienestar. Desde una posibilidad reducida de desarrollar diabetes hasta una vida útil potencialmente más larga, las ventajas son numerosas.

¿Entonces, qué esperas? Es hora de probar el ayuno intermitente. ¡Seguro que experimentarás los beneficios!

Lightning Source UK Ltd.
Milton Keynes UK
UKHW022018180522
403211UK00003B/57